シニアの漢字トレーニング④
コピーして使えるシニアの漢字パズル&脳トレ遊び

脳トレーニング研究会編

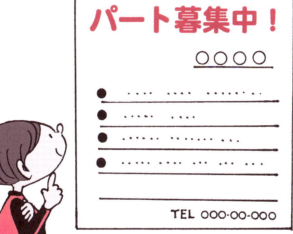

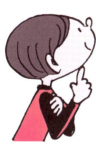

黎明書房

はじめに

　漢字は脳トレーニングの宝庫です。
　こんなありがたいものが，身の回りにあって，なんと幸運なことでしょう。
　第4巻でも，簡単そうで難しい問題，難しそうで簡単な問題をたくさん用意しました。
　大人気のゆかいな漢字判じ絵（クイズ絵），目が回るほど漢字がいっぱいの「漢字はもうたくさん」もあります。
　また，漢字を使った記憶力遊びも楽しめます。
　小学校で習う漢字の問題には，思わずあせってしまうのではないでしょうか。
　難しい漢字も楽しく覚えられ，昔覚えていたはずの漢字も思い出せるよいことづくめの1冊です。

　問題でちょっと無理をしているところもあるかもしれませんが，あくまでお楽しみですので，ご寛恕(かんじょ)のほどを。
　どうか，できてもできなくても，楽しく漢字と遊んでください。
　皆様のご健闘をお祈りいたします。
　なお，この本を施設などで使われるときは，適宜コピーしてください。

　2019年7月

　　　　　　　　　　　　　　　　　　　脳トレーニング研究会

＊小学校で習う漢字は，2020年4月1日から施行される新しい小学校学習指導要領の「学年別漢字配当表」によりました。

もくじ

はじめに 1

1 ひし形になった漢字 5

2 ゆかいな漢字クイズ絵① 口づくし 6

3 漢字はもうたくさん 8

4 共通パーツさがし 10

5 漢字で記憶力アップ！ 小学校1年生編 11

6 漢字はカタカナのルーツ 13

7 町で見かけた変な漢字 14

8 ゆかいな漢字クイズ絵② 地名編 16

9 にたもの同士 18

10 横になった漢字たち 20

11 漢字クロスワードパズル① 22

12 私たちの内臓 23

13 漢字の食べ物 24

もくじ

14 漢字の野菜　25

15 ゆかいな漢字クイズ絵③　直感編　26

16 反対の言葉はどっち？　28

17 漢字で記憶力アップ！　小学校2年生編　29

18 漢字2字でどう読みますか？　31

19 空いた□に漢字を入れよう①　小学校編　32

20 漢字クロスワードパズル②　33

21 漢字十字パズル　34

22 上にパーツを載せて漢字をつくろう　35

23 口や匚の中にパーツを入れて漢字をつくろう　36

24 ゆかいな漢字クイズ絵④　東京編　37

25 あなどれません！　小学校1・2・3年生で習う漢字　39

26 空いた□に漢字を入れよう②
　　小学校で習わない漢字編　40

27 国字，大集合　41
　　こくじ

28 漢字動物園　43

29 この漢字，どの季節？　45

30 どっかで見た漢字　46

31 この漢字，どっちがどっち？①　48

32 パーツを加えて熟語をつくろう　偏の巻　49

33 なにかが足りない！　50

34 振り仮名を漢字にしよう　植物編　52

35 私はなんという漢字でしょう　53

36 この漢字，どっちがどっち？②　55

37 "ミ"の常用漢字を完全制覇　56
　　　　　　　　　　　　せい は

解答　59

＊イラスト・伊東美貴

1 ひし形になった漢字

漢字が変な形になっています。では，もとの漢字はなんでしょう。

① ② ③ ④

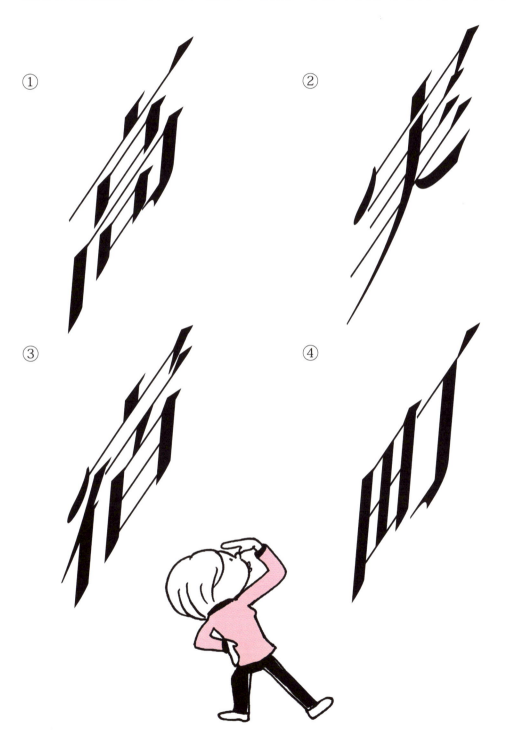

2 ゆかいな漢字クイズ絵① 口づくし

　全部，口がある字です。いったいどう読むのでしょう。考えてください。

①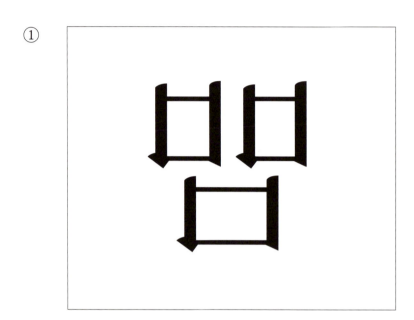

＊ヒント：果物です。

②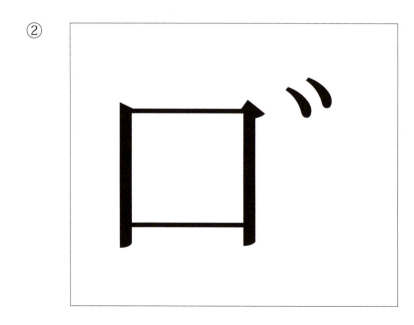

③

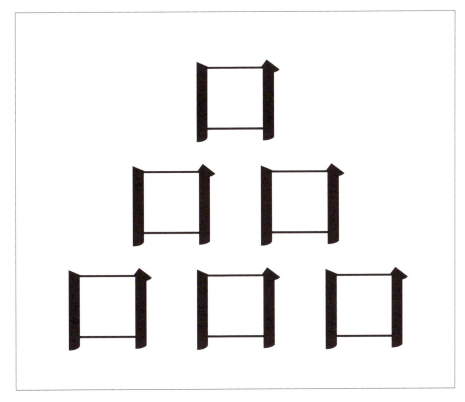

＊ヒント：口の数に注目！

④

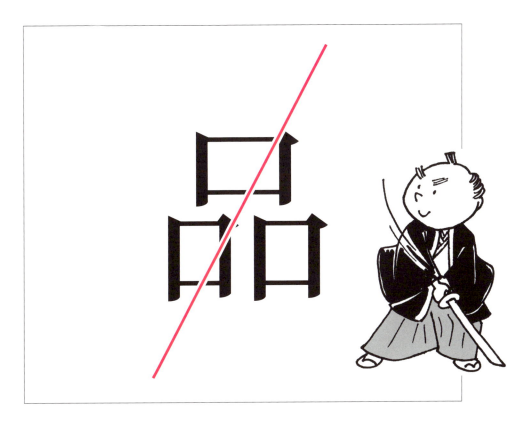

3 漢字はもうたくさん

漢字がたくさんあります。さて，なんと読むのでしょう。

① 目目目目目並べ

②
夜夜夜夜夜夜夜夜夜夜夜
夜夜夜夜夜夜夜夜夜夜夜
夜夜夜夜夜夜夜夜夜夜夜
夜夜夜夜夜夜夜夜夜夜夜
夜夜夜夜夜夜夜夜夜夜夜
夜夜夜夜夜夜夜夜夜夜夜
夜夜夜夜夜夜夜夜夜夜夜
夜夜夜夜夜夜夜夜夜夜夜

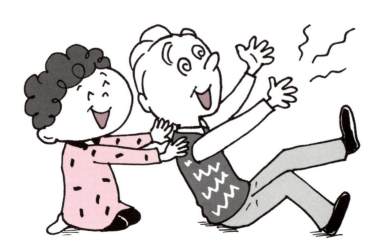

③

日日日日日日日日日日日日日日日
日日日日日日日日日日日日日日日
日日日日日日日日日日日日日日日
日日日日日日日日日日日日日日日
日日日日日日日日日日日日日日日
日日日日日日日日日日日日日日日
日日日日日日日日日日日日日日日
日日日日日日日日日日日日日日日
日日日日日日日日日日日日日日日
日日日日日日日日日日日日日日日
日日日日日日日日日

嘘(うそ)は，常用漢字ではありません。でも，挑戦してください。

④

十嘘十嘘十嘘十嘘十嘘十嘘十嘘十嘘十嘘
十嘘十嘘十嘘十嘘十嘘十嘘十嘘十嘘十嘘
十嘘十嘘十嘘十嘘十嘘十嘘十嘘十嘘十嘘
十嘘十嘘十嘘十嘘十嘘十嘘十嘘十嘘十嘘
十嘘十嘘十嘘十嘘十嘘十嘘十嘘十嘘十嘘
十嘘十嘘十嘘十嘘十嘘十嘘十嘘十嘘十嘘
十嘘十嘘十嘘十嘘十嘘十嘘十嘘十嘘十嘘
十嘘十嘘十嘘十嘘十嘘十嘘十嘘十嘘十嘘

4 共通パーツさがし

漢字はいくつものパーツによってできています。次の2つの漢字の中には，共通するパーツが入っています。さてなんでしょう。例にならって答えてください。

例
学　好
答え　子

① 音　星

② 紙　潔

③ 時　茎

④ 愛　恋

⑤ 取　聖

⑥ 衛　右

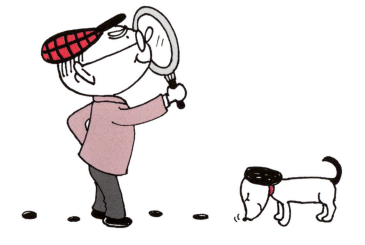

5 漢字で記憶力アップ！　小学校1年生編

　表の漢字と裏の漢字は，2字違います。では，どの漢字が，違うでしょう？

　まず，20秒表の漢字を見つめ，それから裏の漢字を見て，表と違う漢字を見つけてください。

　なお，使われている漢字は，すべて小学校1年生で習う漢字です。

一	右	左
円	足	音
玉	花	火

＊ヒント：漢字の並びの規則を見つけましょう。直感でも可。

一	右	手
人	足	音
玉	花	火

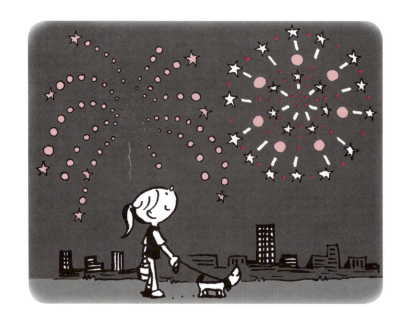

6 漢字はカタカナのルーツ

カタカナは，漢字の一部からできました。では，次の漢字からできたカタカナはなんでしょう。例にならってA，Bから選んでください。

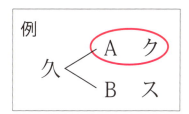

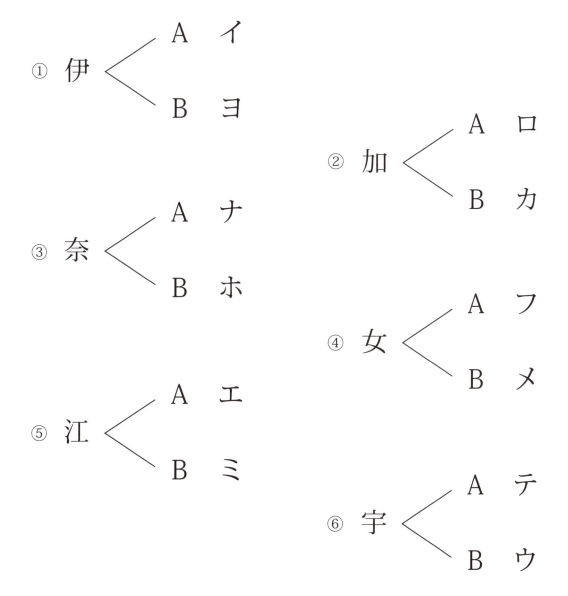

7 町で見かけた変な漢字

町を歩いていますと、おかしな漢字にいくつも出会いました。正しい漢字に直してください。

①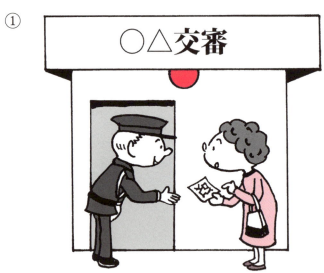

② ③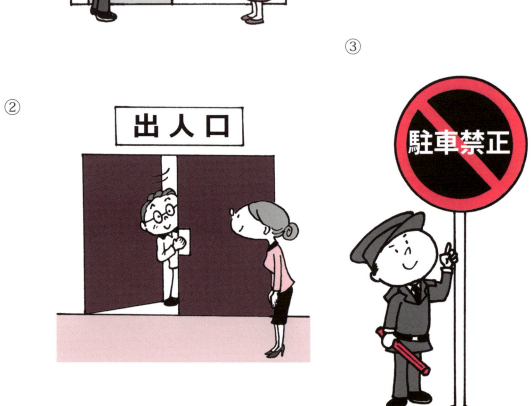

④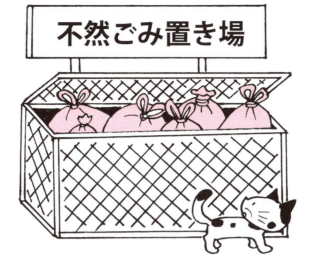

⑤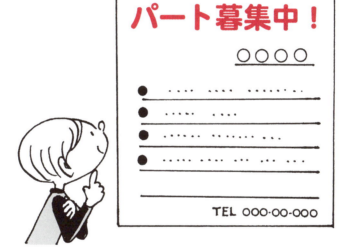

⑥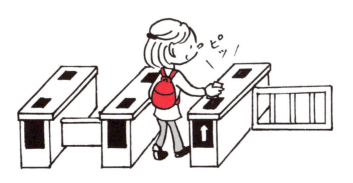

8 ゆかいな漢字クイズ絵② 地名編

またまた変な漢字がでてきました。いったいどう読むのでしょう。すべて地名です。

①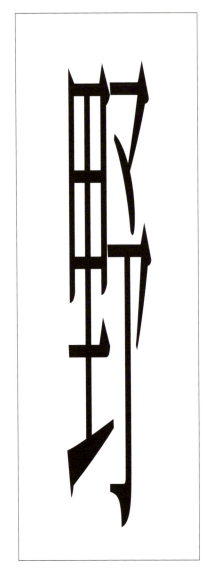

②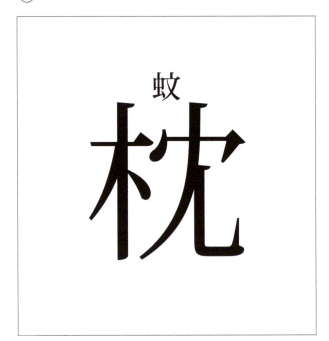

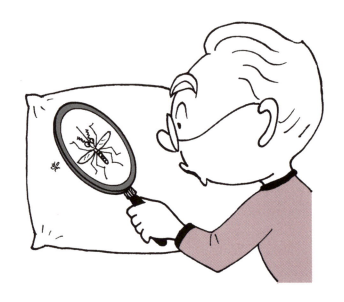

③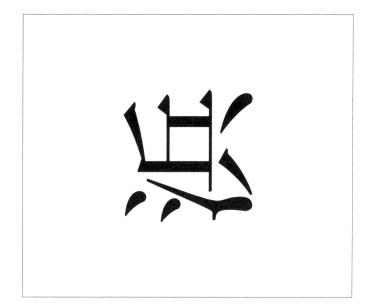

④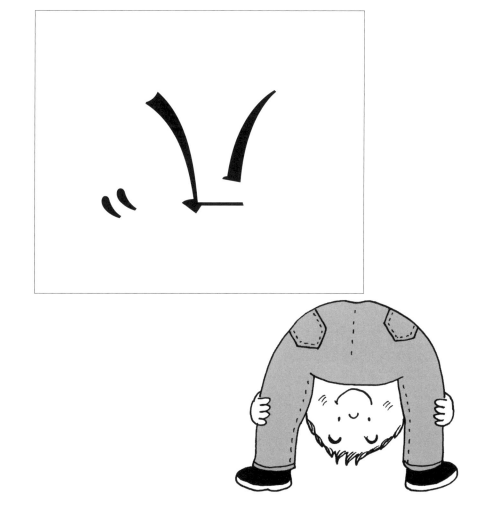

9　にたもの同士

漢字には，にたもの同士？　の漢字があります。それを楽しんでみましょう。

①　恋と変

いとしい人はどちらでしょう。
　　ア　変人　　　　イ　恋人
未練がましいことは？
　　ア　恋々とする　　イ　変々とする

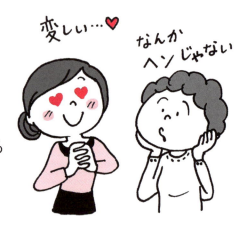

②　郎と朗

郎の意味は？
　　ア　おとこ　　　イ　はたらく
朗の意味は？
　　ア　足が速い　　イ　ほがらか

③　大と犬

大山町は何県にあるでしょう。
　　ア　山形県　　　イ　鳥取県
犬山市は何県にあるでしょう。
　　ア　愛知県　　　イ　岡山県

④ 普と晋

普通の普です。では，訓読みは？
　ア　あまね（し）　　イ　あたりまえ
晋はよく名前に使われます。では，訓読みは？
　ア　ひろし　　　　　イ　すすむ

⑤ 士と志

どちらが正しいでしょう。
　ア　勤王の士志　　　イ　勤王の志士
どちらが正しいでしょう。
　ア　好いた同士　　　イ　好いた同志

⑥ 似と以

どちらが正しいでしょう。
　ア　18歳似上　　　　イ　18歳以上
どちらが正しいでしょう。
　ア　他人の空以　　　イ　他人の空似

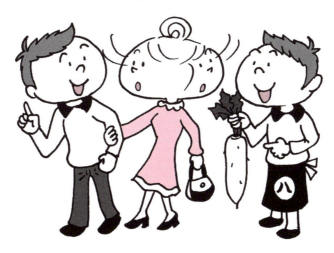

10　横になった漢字たち

　横になった漢字がいくつかあります。さあ，どう読んだらよいのでしょう。

①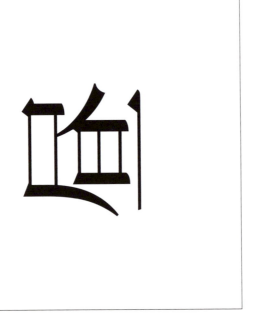

②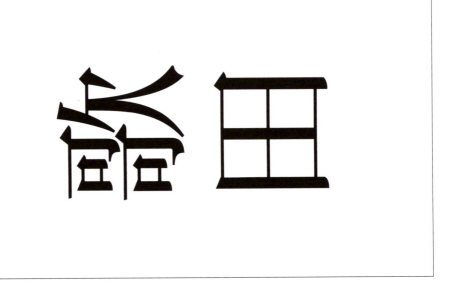

③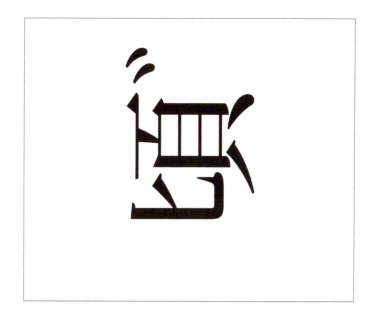

④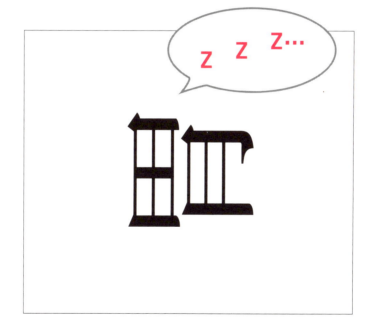

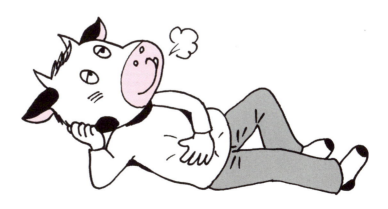

11 漢字クロスワードパズル①

下の□の中から，空欄に当てはまる漢字を選んでください。

厚		年	
	■		利
無		序	■
	■		島

列　金　顔　生　恥　秩　功

12 私たちの内臓

　私たちの内臓は，漢字で名前がついています。では，次の漢字はどんな内臓でしょう。
　線でつないでください。

腎臓・	・い
膵臓・	・かんぞう
大腸・	・すいぞう
胃　・	・たんのう
肺　・	・じんぞう
肝臓・	・はい
胆嚢・	・だいちょう

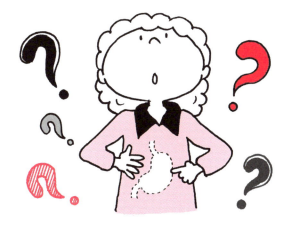

13　漢字の食べ物

　日ごろ私たちが食べる植物が漢字で書かれています。漢字とその読み方を線でつないでください。

米　　・　　　　・コムギ

蕎　麦・　　　　・ブドウ

小　麦・　　　　・リンゴ

柘　榴・　　　　・ラッカセイ

林　檎・　　　　・ソバ

葡　萄・　　　　・ザクロ

落花生・　　　　・コメ

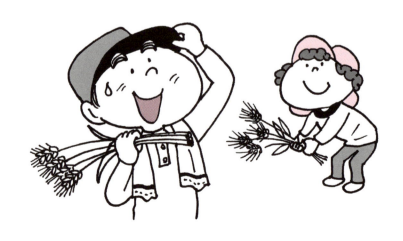

14　漢字の野菜

　日ごろ私たちが食べる野菜が漢字で書かれています。漢字とその読み方を線でつないでください。

人参・　　　　　　・レタス

南瓜・　　　　　　・スイカ

茄子・　　　　　　・トマト

甘藍・　　　　　　・キャベツ

蕃茄・　　　　　　・ナス

西瓜・　　　　　　・カボチャ

萵苣・　　　　　　・ニンジン

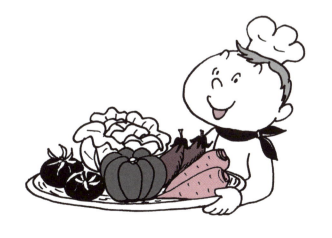

15 ゆかいな漢字クイズ絵③　直感編

さて，何と読むのでしょう。見てすぐ答えてください。

①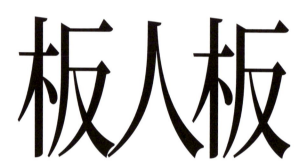

②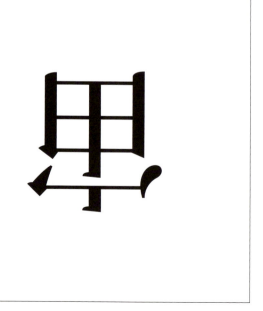

③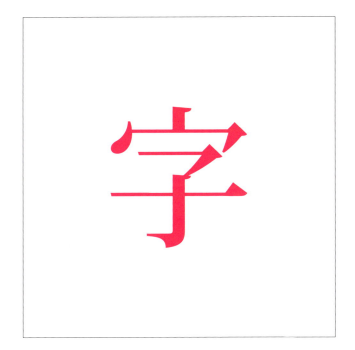

④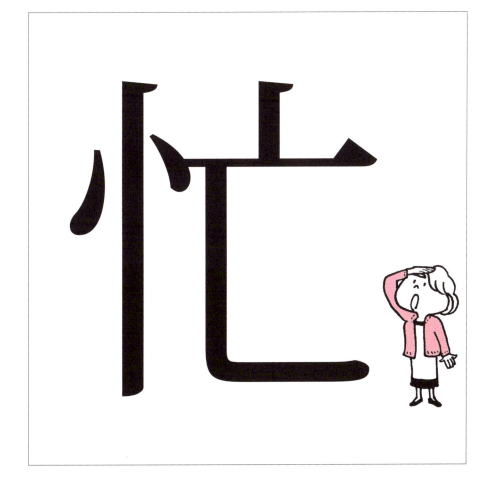

16 反対の言葉はどっち？

言葉にはたいてい反対の意味を持つ言葉があります。
次の言葉の反対語をア，イから選んでください。

① **正義**
　　ア　悪義　　　イ　不義

② **冬**
　　ア　夏　　　　イ　春

③ **天**
　　ア　海　　　　イ　地

④ **困難**
　　ア　容易　　　イ　幸運

⑤ **悲劇**
　　ア　喜劇
　　イ　活劇

⑥ **失敗**
　　ア　達成
　　イ　成功

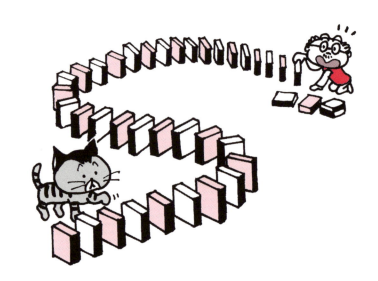

17 漢字で記憶力アップ! 小学校2年生編

　表の漢字と裏の漢字は，2字違います。では，どの漢字が，違うでしょう？

　まず，20秒表の漢字を見つめ，それから裏の漢字を見て，表と違う漢字を見つけてください。

　なお，使われている漢字は，すべて小学校2年生で習う漢字です。

東	国	語
算	数	理
社	会	科
西	図	工

＊ヒント：規則を見つけましょう。直感でも可。

東	国	語
算	数	魚
社	会	科
南	図	工

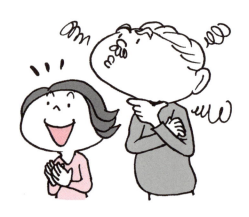

18 漢字2字でどう読みますか

次の漢字2字はどう読むのでしょうか。ア，イから正しい方を選んでください。

① **田舎**
　ア　いなか　　　イ　みそ

② **大人**
　ア　うど　　　　イ　おとな

③ **風邪**
　ア　かぜ　　　　イ　いんふる

④ **七夕**
　ア　たなばた
　イ　たなぼた

⑤ **眼鏡**
　ア　めかがみ
　イ　めがね

⑥ **寄席**
　ア　よせ　　　　イ　よりあい

19 空いた □ に漢字を入れよう① 小学校編

□に漢字を一字入れて，四字熟語を完成させてください。漢字は，ア，イから選んでください。問題はすべて小学校で習う漢字からできています。

① 入学試□
　ア 県　　イ 験

② 春夏□冬
　ア 終　　イ 秋

③ 東□道線
　ア 海　　イ 界

④ 世界一□
　ア 周　　イ 集

⑤ 横断□道
　ア 歩　　イ 保

⑥ 宇□遊泳
　ア 中　　イ 宙

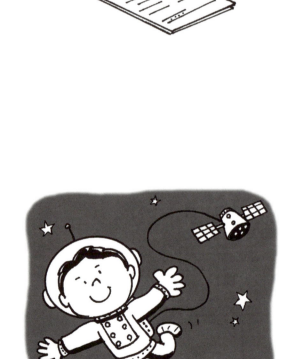

20 漢字クロスワードパズル②

下の□の中から，空欄に当てはまる漢字を選んでください。

	用		字	■
識	■	文	■	団
人		■	二	
■	一		■	郎
白		三		丈

| 髪 | 漢 | 十 | 常 | 間 | 千 | 再 |

21 漢字十字パズル

真ん中の空いているマスに漢字1字を入れて、縦に読んでも横に読んでも意味が通じるようにしてください。

① 忘／新・会／会

② 買／動・園／袋

③ 人／努・賞／車

④ 誕／出・届／日

⑤ 霧／包・網／気

22 上にパーツを載せて漢字をつくろう

土台になる漢字の上にパーツを載せて，漢字をつくります。どんな漢字ができるでしょう。

載せるパーツは，下の □ の中から選んでください。

例
心＋非＝悲

田　　示

寸　　工

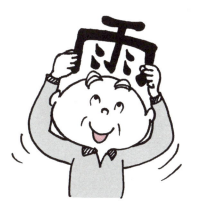

漢字のパーツ
土　穴　雨　林

23 口や⊏の中にパーツを入れて漢字をつくろう

枠の中に漢字のパーツを入れて，漢字をつくります。どんな漢字ができるでしょう。

入れるパーツは，下の □ の中から選んでください。二度使うパーツもあります。

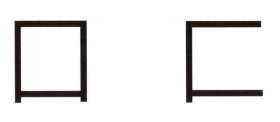

例
口＋玉＝国

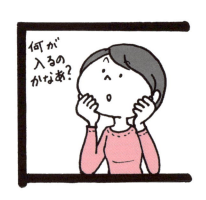

何が入るのかなぁ？

漢字のパーツ

⊥　メ　井

24 ゆかいな漢字クイズ絵④　東京編

漢字クイズ絵，東京編です。いったいどこでしょう。

① 野

②　日本

③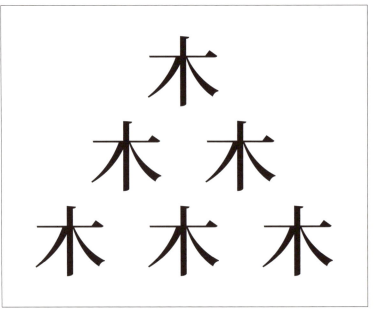

④
田

川

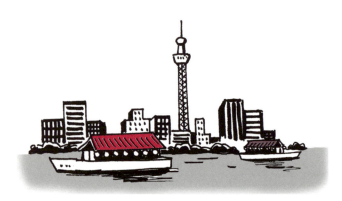

25 あなどれません！小学校1・2・3年生で習う漢字

問題は，小学校1・2・3年生で習う漢字からできています。

真ん中の漢字が抜けています。例にならって，当てはまる漢字を入れてください。

例：午／門 前 町

① 雨／進 □ 式

② 学／世 □ 中

③ 夜 □ 車／笛

④ 書／日 □ 帳

⑤ 全／委 □ 会

26 空いた□に漢字を入れよう② 小学校で習わない漢字編

□に漢字を一字入れて，四字熟語を完成させてください。漢字は，ア，イから選んでください。答えは小学校で習わない常用漢字です。

① 愛□動物（あい がん どうぶつ）
　ア 玩　　イ 頑

② 心理□法（しんり りょう ほう）
　ア 寮　　イ 療

③ 消化□素（しょうか こう そ）
　ア 香　　イ 酵

④ 明治□新（めいじ い しん）
　ア 維　　イ 胃

⑤ 激□災害（げき じん さいがい）
　ア 刃　　イ 甚

⑥ 情状□量（じょうじょう しゃく りょう）
　ア 酌　　イ 借

27 国字, 大集合

漢字は中国で作られました。しかし, 日本で作られた漢字もあります。それを国字と言います。では, 次の国字はなんと読むのでしょう。ア, イから選んでください。

① 畑

　　ア　うね　　　　イ　はたけ

② 峠

　　ア　とうげ　　　イ　やまみち

③ 裃

　　ア　もんつき
　　イ　かみしも

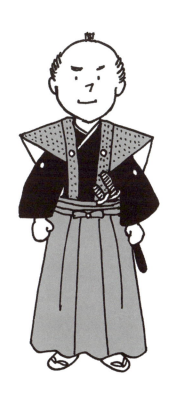

④ 凩

　　ア　こがらし
　　イ　そよかぜ

⑤ **噺**

　ア　はなし
　イ　うわさ

⑥ **鰯**

　ア　さんま
　イ　いわし

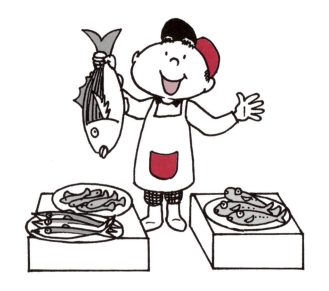

⑦ **鱚**

　ア　こい　　　　イ　きす

⑧ **辻**

　ア　つじ　　　　イ　おいわけ

⑨ **榊**

　ア　ひいらぎ　　イ　さかき

⑩ **働く**

　ア　はたら（く）　イ　すばや（く）

28　漢字動物園

漢字動物園へ行きました。動物の名前はすべて漢字で書かれています。どんな動物か答えてください。2択の場合は，ア，イから選んでください。

① 象

② 虎

③ 狼

④ 白熊

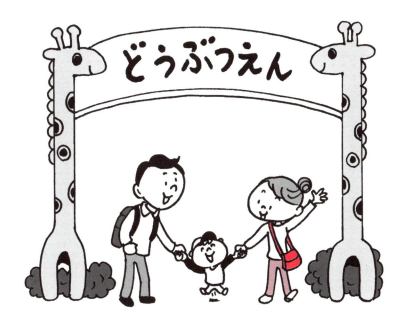

⑤ 大熊猫　ア　パンダ
　　　　　イ　ヒョウ

⑥ 縞馬　　ア　ポニー
　　　　　イ　シマウマ

⑦ 犀 ＜ ア　カバ
　　　　イ　サイ

⑧ 獅子 ＜ ア　チーター
　　　　　イ　ライオン

⑨ 駱駝 ＜ ア　ロバ
　　　　　イ　ラクダ

⑩ 麒麟 ＜ ア　キリン
　　　　　イ　ヒョウ

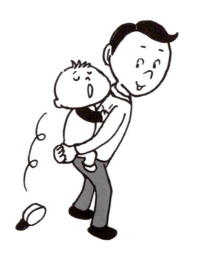
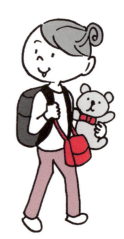

29 この漢字，どの季節？

季節の言葉，季語にはなじみのあるもの，ないものがあります。それらを色々取り交ぜての出題です。春夏秋冬のどの季節か答えてください。

① 花冷（はなびえ）

② 良夜（りょうや）

③ 五月闇（さつきやみ）

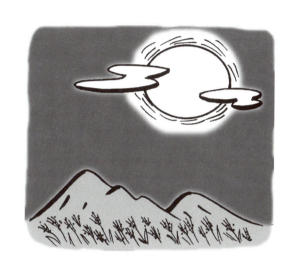

④ 春隣（はるどなり）

⑤ 羅（うすもの）

⑥ 鞦韆（しゅうせん）

⑦ 麦秋（ばくしゅう）

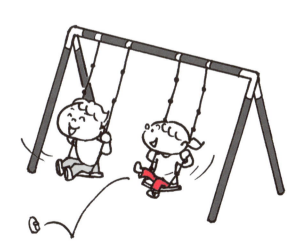

⑧ 相撲（すもう）

30　どっかで見た漢字

　どっかで見たけど，どういう意味かよくわからない言葉を選んでみました。正しい使い方をア，イから選んでください。

① **兼用**（けんよう）

　ア　この自動車は，水の上でも陸の上でも使える水陸兼用の優れものだ。すごいだろ。
　イ　この船は日本兼用で，国内しか航行できないんだ。残念。

② **玉石混淆**（ぎょくせきこんこう）

　ア　箱には，美しい宝石が色々入り混じって玉石混淆だった。とてもうれしいな。
　イ　今年の新入社員は，玉も石ころも混じって玉石混淆だ。でも，なんとかなるだろう。

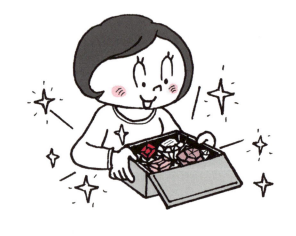

③ **後手**（ごて）

　ア　今度は，後手に回らないように，早く手を打とう。
　イ　後ろへ回した手を取られて捕まってしまった。後手は気を付けなければ。

④ 醍醐味

ア　南極旅行の醍醐味はなんといっても，氷山見物だ。

イ　団子の味はなんといっても醍醐味が一番だ。

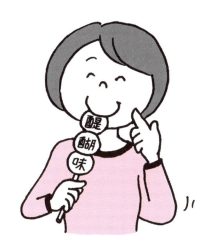

⑤ 審美眼

ア　よいうどんを見分ける審美眼がなくて，いつもまずいうどんを食べています。

イ　彼の審美眼は怪しいものだ。いつも下手な絵を買わされている。

⑥ 岡目八目

ア　部外者の彼から指摘されて初めて間違いに気づいたよ。岡目八目とはこのことだね。

イ　あの岡からは，遠くがとてもよく見えるんだ。まったく岡目八目だ。

⑦ 千日手

ア　商売敵のA社と同じ手の繰り返しだ。これでは千日たとうが勝負がつかない。千日手とはよくいったものだ。

イ　千日手を洗わずにいると運が逃げない。この幸運の手を千日手といいます。

31 この漢字，どっちがどっち？①

　世の中には本当に紛らわしい漢字があるものです。まずは，底と低です。
　正しい方を選んでください。

① ア　低気圧がくるとあたまがいたいわ。
　 イ　底気圧がくるとあたまがいたいわ。

② ア　やるきが底下しつつあるんだ。
　 イ　やるきが低下しつつあるんだ。

③ ア　心底ほれてしまったよ。
　 イ　心低ほれてしまったよ。

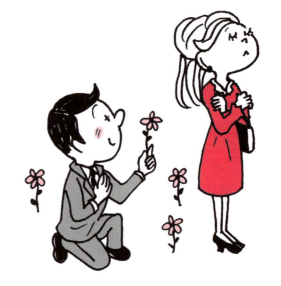

④ ア　あなた最底ね。
　 イ　あなた最低ね。

⑤ ア　ついに海低につきました。
　 イ　ついに海底につきました。

32 パーツを加えて熟語をつくろう　偏の巻

　漢字で面倒なのは部首です。木偏か禾偏かわからず困ったことはありませんか。
　では，正しい偏を下の □ から選んで □ に入れてください。

① □艮科（がんか）

② 減□兌（げんぜい）

③ 小学□交（しょうがっこう）

④ □架検隊（たんけんたい）

⑤ 社会□畐祉（しゃかいふくし）

⑥ 競技会□昜（きょうぎかいじょう）

| 扌 | 土 | 禾 | 目 | 木 | ネ |

33 なにかが足りない！

次の漢字たちは，なにかが足りません。足して，正しい漢字にしてください。

① かぜ
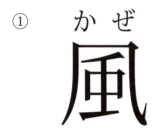

② むね
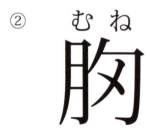

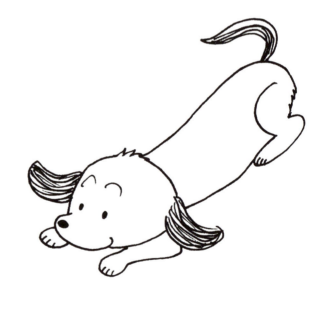

③ いぬ
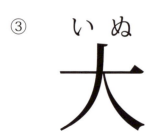

④ とり
鳥

⑤ と
飛ぶ

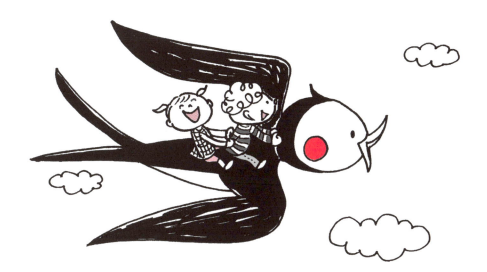

⑥ ひろ
広い

34 振り仮名を漢字にしよう　植物偏

下の□の中にある漢字を，空いているマスに入れてください。そして，振り仮名が振ってある熟語を全部漢字にしてください。全部，みなさんがよく知っている花や実です。

① あじさい　　□陽花
② ヒヤシンス　風□子
③ ひまわり　　向□葵
④ たんぽぽ　　蒲公□
⑤ とうもろこし　□蜀黍

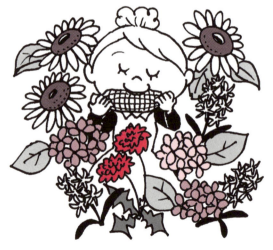

英　信　玉　日　紫

35　私はなんという漢字でしょう

　私は漢字です。2つか3つのヒントをさしあげますので，どんな漢字か当ててください。全部小学校1年生で習う漢字です。

1
　① 　私には，四角が4つあります。
　② 　私は，真ん中に十があります。

2
　① 　私には，穴があります。
　② 　私には，カタカナがあります。
　③ 　私は，とても大きいです。

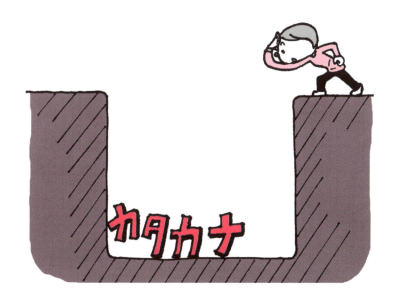

3

① 私は，よく数を記録するのに使われます。

② 私は，悪の反対です。

③ 私から一本取ると，ストップの意味になります。

4

① 私には，十があります。

② 私は，下に少し長い一があります。

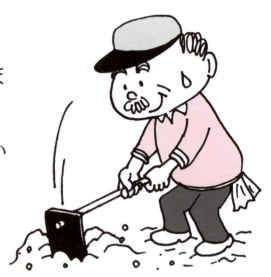

5

① 私は，国の名の一部です。

② 私は，読まれるものです。

6

① 私には，縦に三本棒があります。

② 私には，下に一本横棒があります。

③ 私の真ん中の縦の棒は，少し長いです。

36　この漢字，どっちがどっち？②

　世の中には本当に紛らわしい漢字があるものです。今回は，局と極です。
　正しい方を選んでください。

① ア　もっと積極的にやってもらわなくてはこまります。
　　イ　もっと積局的にやってもらわなくてはこまります。

② ア　結局こうなったの。
　　イ　結極こうなったの。

③ ア　局力エビはたべないでください。
　　イ　極力エビはたべないでください。

④ ア　さむい北極へいってきました。
　　イ　さむい北局へいってきました。

⑤ ア　とてもむずかしい極面にたたされました。
　　イ　とてもむずかしい局面にたたされました。

55

37 "ミ"の常用漢字を完全制覇(せいは)

常用漢字は全部で **2136** 字です。その内,"ミ"のつく漢字は全部で10字です。

では,10の漢字に挑んでください。カタカナの振り仮名は音読み,ひらがなの振り仮名は訓読みです。

① 未(ミ)

未は未来の未ですが,十二支(えと)に出てきます。では,一体なんでしょう。
　ア　いぬ
　イ　ひつじ

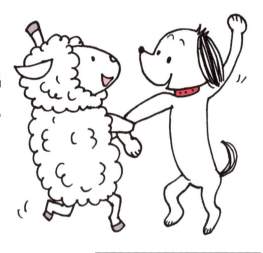

② 味(ミ)

味は,訓読みでは「あじ」です。では,□の中に漢字を1字入れてください。

□味線

③ 魅(ミ)

魅は魅力的の魅です。では,右のおどろおどろしい文字は何と読むでしょう。ア,イから選んでください。
　ア　リミメイオウ
　イ　チミモウリョウ

魑魅魍魎

④ 岬(みさき)

日本にはたくさんの岬がありますが，次の岬はなんと読むでしょう。それぞれア，イから選んでください。

(1) 伊良湖岬 ┌ ア　イラゴミサキ
　　　　　　└ イ　イラコミサキ

(2) 納沙布岬 ┌ ア　ナサフミサキ
　　　　　　└ イ　ノサップミサキ

⑤ 密(ミツ)

秘密の密です。「ひそか」という意味です。そのほかに次のようにも使います。□に漢字を1字入れてください。

人□密度

⑥ 蜜(ミツ)

蜂蜜の蜜です。では，「蜜月」をカタカナ語でいうと？
　ア　スーパームーン
　イ　ハネムーン

⑦ 脈(ミャク)

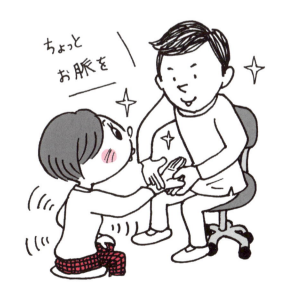

「ちょっとお脈を」の脈です。では，大人の脈拍の数はふつう1分間にどれくらいでしょう。
　ア　60〜80
　イ　90〜110

⑧ 妙(ミョウ)

巧妙の妙です。巧妙は,巧みでとてもみごとなことです。しかし,この巧妙,ニュースではあまり良い意味に使いません。では,□に当てはまる漢字を入れてください。

オレオレ詐欺の巧妙な□口

⑨ ?

真ん中のマスに漢字を1字入れてください。外から真ん中に向かって読みます。どんな漢字かわかりますか。もちろん,"ミ"が付きます。

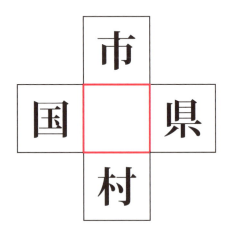

⑩ 眠(ミン)

睡眠の眠です。眠るです。では,日光東照宮にある有名な「眠り猫」は,誰の作でしょうか。
ア　左甚五郎(ひだりじんごろう)
イ　葛飾北斎(かつしかほくさい)

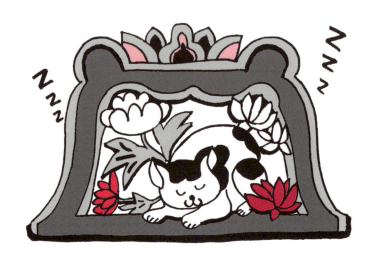

解 答

1 ひし形になった漢字（p.5）

①高　②実　③宿　④町

2 ゆかいな漢字クイズ絵① 口づくし（p.6）

①梨（「品」が逆さま）　②愚痴　③無口（六くち）　④品切れ

3 漢字はもうたくさん（p.8）

①五目並べ　②八十八夜　③二百十日　④嘘八百

4 共通パーツさがし（p.10）

①日　②糸　③土　④心　⑤耳　⑥口

5 漢字で記憶力アップ！ 小学校1年生編（p.11）

答えは右図参照。

一	右	手
人	足	音
玉	花	火

6 漢字はカタカナのルーツ（p.13）

①A　②B　③A　④B　⑤A　⑥B

7 町で見かけた変な漢字（p.14）

①審→番　②人→入　③正→止　④然→燃　⑤暮→募
⑥礼→札

8 ゆかいな漢字クイズ絵② 地名編（p.16）

①長野　②鎌倉　③横浜　④千葉（「八」が逆さま）

9 にたもの同士（p.18）

①イ，ア　②ア，イ　③イ（「だいせんちょう」と読む），ア　④ア（「広く行き渡る」の意），イ（音読みは「シン」で，進の「シン」と同じ。）　⑤イ（「高い志のある人」の意），ア
⑥イ，イ

10 横になった漢字たち（p.20）

①昼寝　②うたたね　③ごろ寝　④居眠り

11 漢字クロスワードパズル①（p.22）

答えは右図参照。

厚	生	年	金
顔	■	功	利
無	秩	序	■
恥	■	列	島

12　私たちの内臓（p.23）

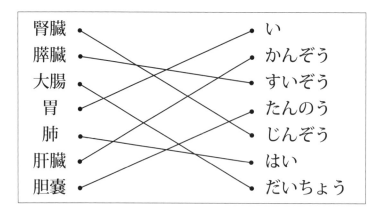

13　漢字の食べ物（p.24）

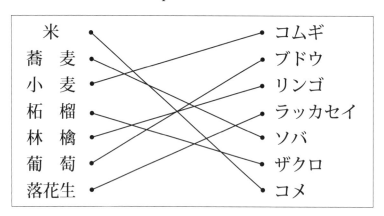

14　漢字の野菜（p.25）

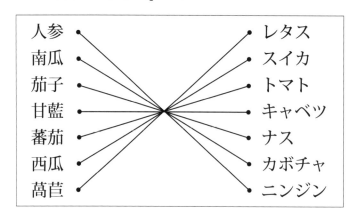

15　ゆかいな漢字クイズ絵③　直感編（p.26）

①板挟み　　②宙返り　　③赤字　　④大忙し

16　反対の言葉はどっち？（p.28）

①イ　　②ア　　③イ　　④ア　　⑤ア　　⑥イ

解答

17 漢字で記憶力アップ！ 小学校2年生編（p.29）

答えは右図参照。

東	国	語
算	数	魚
社	会	科
南	図	工

18 漢字2字でどう読みますか（p.31）

①ア　②イ　③ア　④ア　⑤イ　⑥ア

※このような読み方を熟字訓と言います。

19 空いた□に漢字を入れよう① 小学校編（p.32）

①イ　②イ　③ア　④ア　⑤ア　⑥イ

20 漢字クロスワードパズル②（p.33）

答えは右図参照。　※「丈」は歌舞伎俳優の敬称。

常	用	漢	字	■
識	■	文	■	団
人	間	■	二	十
■	一	再	■	郎
白	髪	三	千	丈

21 漢字十字パズル（p.34）

① 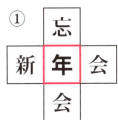　②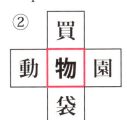

③ 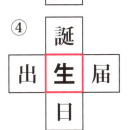　④ 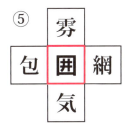　⑤ （雰囲気／包囲網）

22 上にパーツを載せて漢字をつくろう（p.35）

上から，雷，禁，寺，空。

23 口や匚の中にパーツを入れて漢字をつくろう（p.36）

上から，囲，区，円，凶。

24 ゆかいな漢字クイズ絵④ 東京編（p.37）

①上野　②日本橋　③六本木　④隅田川

25 あなどれません！ 小学校1・2・3年生で習う漢字（p.39）

①水　②界　③汽　④記　⑤員

26 空いた□に漢字を入れよう② 小学校で習わない漢字編（p.40）

①ア　②イ　③イ　④ア　⑤イ　⑥ア

27 国字、大集合（p.41）

①イ　②ア　③イ　④ア　⑤ア　⑥イ　⑦イ　⑧ア
⑨イ　⑩ア　※国字は、普通音読みはないが、働は音読みでドウと読む。労働。

28 漢字動物園（p.43）

①ゾウ　②トラ　③オオカミ　④シロクマ　⑤ア　⑥イ
⑦イ　⑧イ　⑨イ　⑩ア

29 この漢字、どの季節？（p.45）

①春　※花冷：桜の咲くころの冷え込み。
②秋　※良夜：中秋の名月の美しい夜。
③夏　※五月闇：雨が降り続く梅雨時の暗さ。
④冬　※春隣：もうすぐ春がくるころ。春待つ気持ちをこめた言葉。
⑤夏　※羅：夏の透けて見えるような薄手の着物。
⑥春　※鞦韆：ブランコ。
⑦夏　※麦秋：初夏の麦の実るころ。
⑧秋　※相撲：古くは宮中で旧暦7月（秋）に相撲節会が行われたため秋の季語。

30 どっかで見た漢字（p.46）

①ア　②イ　③ア　④ア　⑤イ　⑥ア　⑦ア

31 この漢字、どっちがどっち？①（p.48）

①ア　②イ　③ア　④イ　⑤イ

32 パーツを加えて熟語をつくろう 偏の巻（p.49）

①目　②禾　③木　④扌　⑤ネ　⑥土

解　答

33　なにかが足りない！（p.50）

①風　②胸　③犬　④鳥　⑤飛
⑥広

34　振り仮名を漢字にしよう　植物偏（p.52）
①紫　　②信　　③日　　④英　　⑤玉

35　私はなんという漢字でしょう（p.53）
1田　　2空　　3正　　4土　　5本　　6山

36　この漢字，どっちがどっち？②（p.55）
①ア　　②ア　　③イ　　④ア　　⑤イ

37　"ミ"の常用漢字を完全制覇（p.56）
①イ

②三　※三味線（シャミセン）。琉球から伝来した蛇皮線（ジャピセン）に由来すると言われています。「あじ」とは関係ありません。

③イ　※たくさんの化け物のことです。「ネットの世界は魑魅魍魎だ」というように使います。「魅」以外は常用漢字ではありません。

④-(1)ア　※愛知県。島崎藤村の詩「椰子の実（やし）」で有名です。

④-(2)イ　※北海道最東端です。コンブ漁で有名です。

⑤口

⑥イ　※ハネはハニー（蜜），ムーンは月です。月が一番大きく見えるのがスーパームーンです。

⑦ア

⑧手

⑨民（ミン）　※訓読みは「たみ」です。

⑩ア　※牡丹（ぼたん）の花に囲まれてうたた寝している猫です。平和の象徴です。

編者紹介

脳トレーニング研究会

　知的好奇心を満たし，知的教養を高めるクイズ，脳トレーニング効果のある楽しいクイズを日夜，研究・開発している研究会。著書に，『バラエティクイズ＆ぬり絵で脳トレーニング』『シニアのための記憶力遊び＆とんち・言葉クイズ』『シニアのための記憶力遊び＆脳トレクイズ』『シニアのための笑ってできる生活力向上クイズ＆脳トレ遊び』『シニアの脳を鍛える教養アップクイズ＆記憶力向上遊び』『シニアが毎日楽しくできる週間脳トレ遊び－癒しのマンダラ付き－』『シニアの面白脳トレーニング222』『コピーして使えるシニアの漢字で脳トレーニング』『コピーして使えるシニアの脳トレーニング遊び』『クイズで覚える日本の二十四節気＆七十二候』『孫子の兵法で脳トレーニング』『コピーして使えるシニアの漢字トレーニングクイズ』『コピーして使えるシニアの漢字なぞなぞ＆クイズ』『コピーして使えるシニアの漢字楽楽トレーニング』がある。

［お問い合わせ］
黎明書房（☎ 052-962-3045）まで

コピーして使えるシニアの漢字パズル＆脳トレ遊び

2019年8月20日　初版発行	編　　者	脳トレーニング研究会
	発行者	武　馬　久仁裕
	印　　刷	株式会社太洋社
	製　　本	株式会社太洋社

発　行　所　　　　　株式会社　黎　明　書　房
〒460-0002　名古屋市中区丸の内3-6-27　EBSビル　☎ 052-962-3045
　　　　　　　　FAX 052-951-9065　振替・00880-1-59001
〒101-0047　東京連絡所・千代田区内神田1-4-9　松苗ビル4階
　　　　　　　　　　　　　　　　　　　　　　☎ 03-3268-3470

落丁本・乱丁本はお取替します。　　　　　ISBN978-4-654-05994-2
© REIMEI SHOBO CO., LTD. 2019, Printed in Japan

コピーして使えるシニアの漢字トレーニングクイズ 脳トレーニング研究会編　B5・64頁　1650円	シニアの漢字トレーニング①　身近な漢字を使って楽しく脳トレーニング！　毎日使う常用漢字2136字から選りすぐった漢字を中心に，クイズ，パズル，ゲームなど様々なトレーニングを満載。2色刷。
コピーして使えるシニアの漢字なぞなぞ＆クイズ 脳トレーニング研究会編　B5・64頁　1650円	シニアの漢字トレーニング②　「隠れている漢字はなんでしょう」「人気！　漢字判じ絵」「漢字で記憶力アップ！」等のなぞなぞ＆クイズと漢字クロスワードパズルで頭のトレーニング！　2色刷。
コピーして使えるシニアの漢字楽楽トレーニング 脳トレーニング研究会編　B5・64頁　1650円	シニアの漢字トレーニング③　「望遠鏡で覗いたら？」「面白漢字クイズ　漢字多すぎ!?」「もう漢字だったことを忘れてしまった言葉たち」等，37種のクイズやパズル，遊びが1冊に！　2色刷。

本書のワンステップ上を楽しみたい方の漢字脳トレ本！

クイズで覚える難読漢字＆漢字を楽しむ一筆メール 脳トレーニング研究会編　B5・64頁　1500円	里斯本，甥はどう読む？　「骸骨を乞う」ってなんのこと？　水府はどこのこと？　難読漢字や故事成語などに親しみ，語彙力アップ！　漢字を駆使して近況を伝える愉快な一筆メール例文付き。
クイズで覚える日本の二十四節気＆七十二候 脳トレーニング研究会編　B5・67頁　1500円	啓蟄，清明，芒種，小暑……とは？　日本の細やかな季節の変化を表わす「二十四節気」「七十二候」を，クイズを通して覚えられます。関連する和歌や俳句を分かりやすい解説付で収録。俳句愛好者必携！
俳句の不思議，楽しさ，面白さ ―そのレトリック― 武馬久仁裕著　四六・179頁　1700円	「なぜ，俳句は，横書きで鑑賞してはいけないのか？」「なぜ，碧梧桐の『赤い椿白い椿と落ちにけり』は『赤い椿』が先に来るのか？」など，俳句の不思議を解き明かす，俳句が何倍も面白くなる本。
シニアの脳を鍛える教養アップクイズ＆記憶力向上遊び 脳トレーニング研究会編　A5・94頁　1389円	シニアが脳を効果的に鍛えられるように，日常に即した「教養」「記憶力」「生活力」の向上に焦点を当てた多様な問題を収録。1人でやっても2人でやっても楽しい，総合版脳トレーニングブック！
椅子に座ってできるシニアの1，2分間筋トレ体操55 斎藤道雄著　B5・68頁　1650円	ちょっとした空き時間に，椅子に腰かけてでき，道具も不要で，誰もが楽しめる筋トレ体操を55種収録。よい姿勢を保つ力，歩く力等がつくなど，生活に不可欠な力をつける体操が満載。2色刷。
1，2分でできるシニアの手・足・指体操61 斎藤道雄著　B5・72頁　1700円	いつでも，どこでも，誰にでも，手軽にできて，運動効果抜群！　の手と足と指をメインにした体操を61種収録。現場スタッフのための体操の際の声掛けのコツ，体操を盛り上げるポイント付き。2色刷。

表示価格は本体価格です。別途消費税がかかります。

■ホームページでは，新刊案内など，小社刊行物の詳細な情報を提供しております。「総合目録」もダウンロードできます。
　http://www.reimei-shobo.com/

好評！ シニアの脳トレーニングシリーズ

①バラエティクイズ＆ぬり絵で脳トレーニング
脳トレーニング研究会編　　B5・62頁　1600円

言葉や漢字，算数のクイズ，昔の物価や銀幕のスターを当てるクイズなど，かんたんで誰にでも取り組めるバラエティに富んだクイズで，脳のトレーニング！　ぬり絵や間違いさがしも収録。2色刷。

②読んで，書いて二倍楽しむ美しい日本語
武馬久仁裕編著　　B5・63頁　1600円

和歌や物語，俳句や詩，ことわざや花言葉など日本の美しい言葉，楽しい言葉を厳選。読んだり，なぞって書いたりすることで，教養を高め脳を活性化できます。わかりやすい作者の紹介や作品の解説付き。

③シニアのための記憶力遊び＆とんち・言葉クイズ
脳トレーニング研究会編　　B5・62頁　1574円

楽しく頭を使っていつまでもボケずに長生きしよう。簡単だけど頭をひねらないと解けない「とんちクイズ」や，懐かしくも楽しい「なぞなぞ」，絵を記憶して答える「記憶力遊び」などを収録。2色刷。

④シニアのための記憶力遊び＆脳トレクイズ
脳トレーニング研究会編　　B5・62頁　1500円

簡単で楽しい記憶力遊びやなぞなぞ，漢字パズル，クロスワードパズル，3択クイズ，おもしろ文章問題などが満載。シニアの脳の体操に最適です！　施設ではそのままコピーしてレクに使えます。2色刷。

⑤シニアのための笑ってできる生活力向上クイズ＆脳トレ遊び
脳トレーニング研究会編　　B5・62頁　1500円

日常生活を円滑に行う力を意識的に鍛える，買い物や時間，裁縫・料理に関するクイズに加え，「神経衰弱遊び」「記念写真で間違い探し」など毎日飽きずにできる多種多様な脳トレ遊びを収録。

⑥シニアが毎日楽しくできる週間脳トレ遊び
－癒やしのマンダラ付き－
脳トレーニング研究会編　　B5・67頁　1500円

「曜日計算クイズ」など，1日1問の多種多様な脳トレで，1年間毎日楽しく脳を鍛えられます。記憶力や生活力，発想力や教養の向上に。「癒やしのマンダラ遊び」も収録。

⑦シニアの面白脳トレーニング222
脳トレーニング研究会編　　B5・65頁　1500円

「簡単な難しい漢字」「今日も記念日」「宝物の巻物を解読しよう」「円周率を覚えよう」等，1冊で記憶力や推理力，ひらめき力・教養・感性等の能力を鍛えることができる。

⑧コピーして使えるシニアの漢字で脳トレーニング
脳トレーニング研究会編　　B5・68頁　1500円

シニアが脳を効果的に鍛えられるように，漢字をテーマにしたクイズ，遊び，なぞなぞ，占い，記憶力トレーニングなど，漢字で思う存分脳トレが楽しめる。

⑨コピーして使えるシニアの脳トレーニング遊び
脳トレーニング研究会編　　B5・66頁　1700円

とっさの判断力をつちかう「電気をつけよう」，計算力を高める「スーパーの大売出し」など，毎日飽きずにできる楽しいクイズやパズル，遊びを数多く収録。カラー頁8頁。

表示価格は本体価格です。別途消費税がかかります。